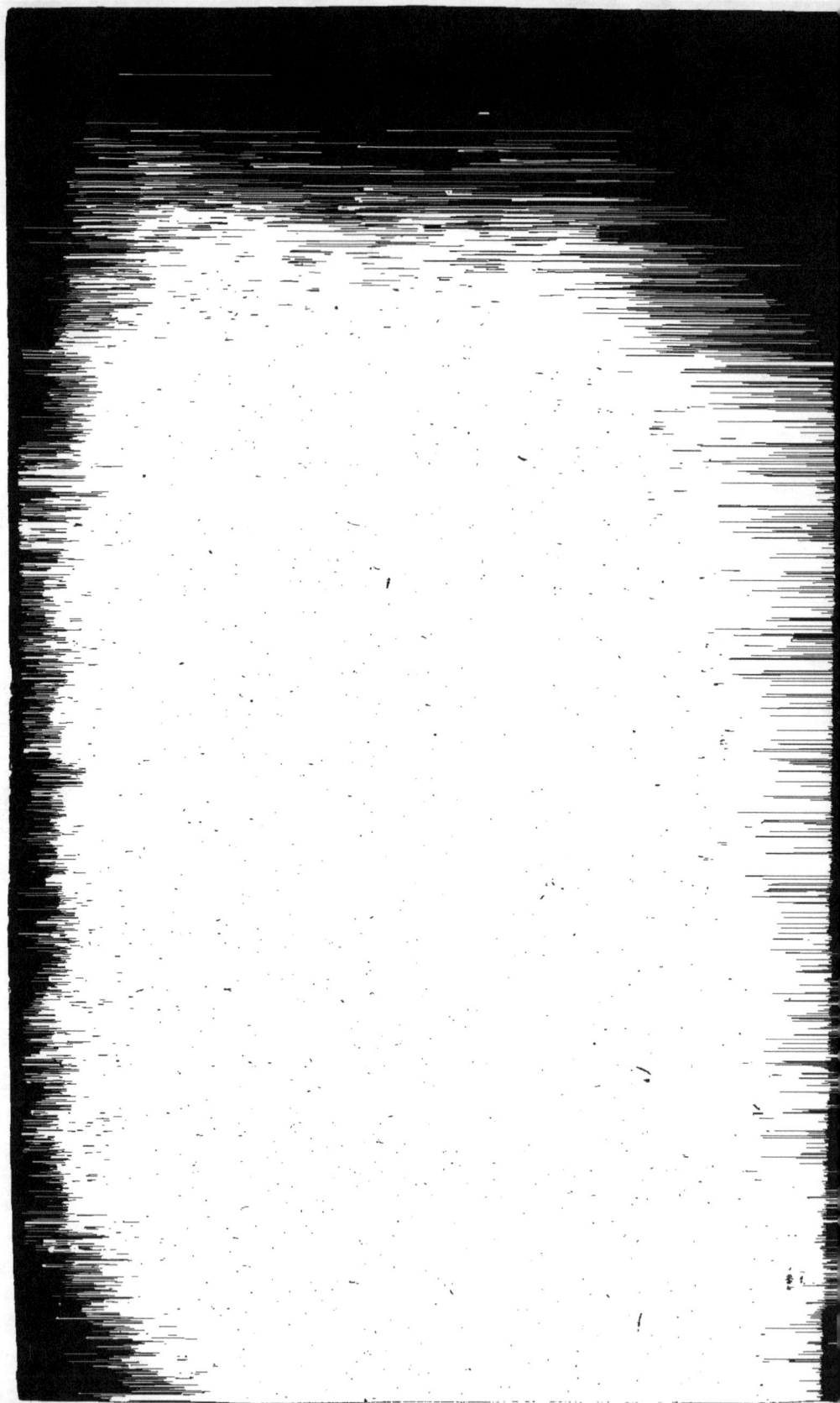

DES PRINCIPES

DE

L'HYGIÈNE INDIVIDUELLE

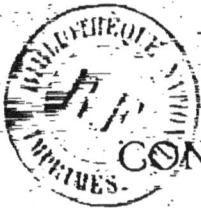

CONFÉRENCE

FAITE

sous le patronage de la Société des Amis de l'Université de Dijon

PAR

M. LE DOCTEUR GAULT

PROFESSEUR SUPPLÉANT D'ANATOMIE A L'ÉCOLE DE MÉDECINE

MÉDECIN-MAJOR DE 2e CLASSE DE L'ARMÉE (HORS CADRE)

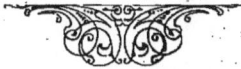

DIJON

IMPRIMERIE DU COMMERCE ET DE L'INDUSTRIE, J. BERTHOUD

15, Rue Bossuet, 15

1906

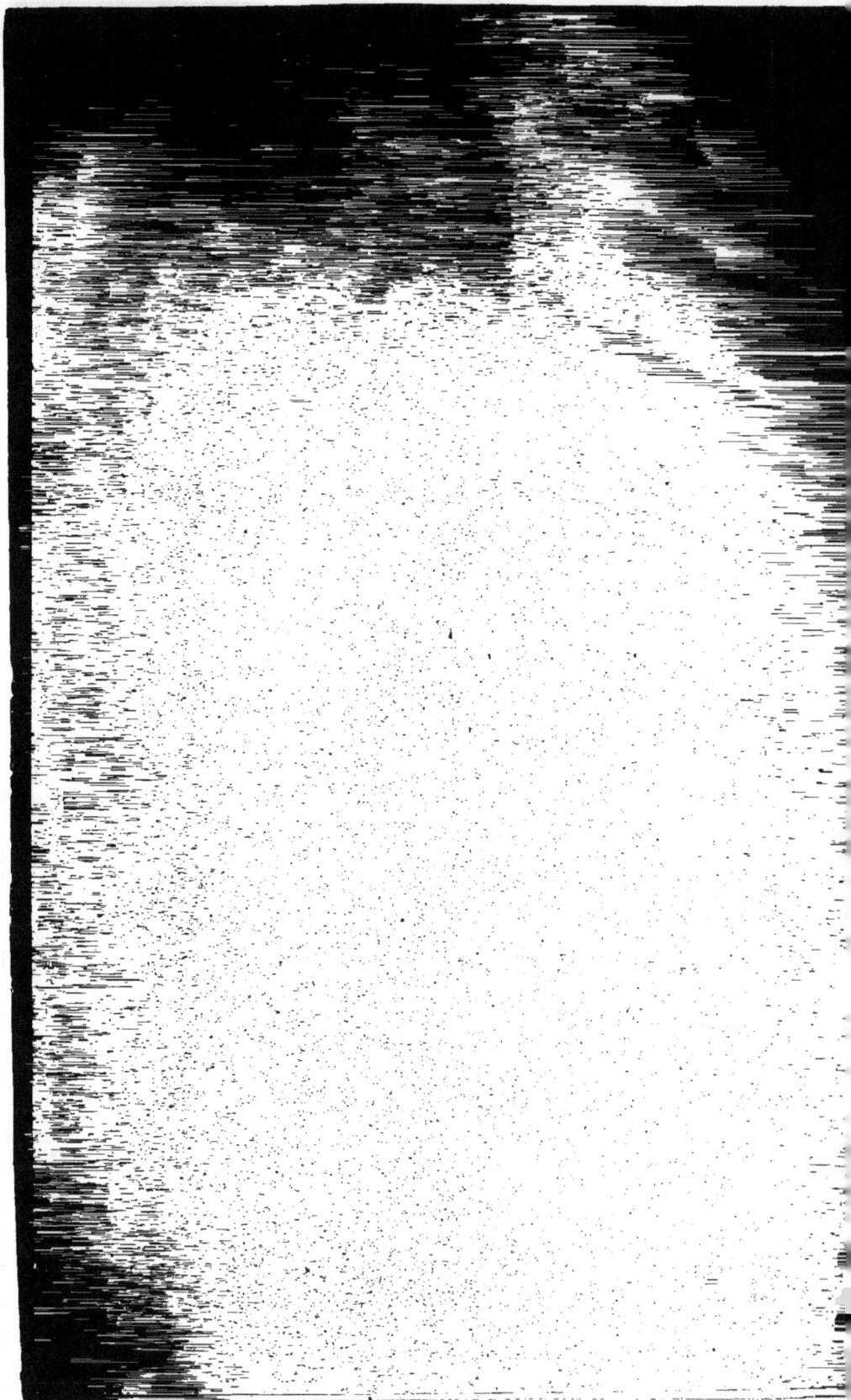

DES PRINCIPES

DE

L'HYGIÈNE INDIVIDUELLE

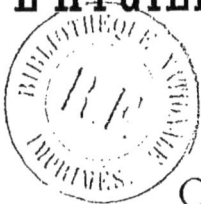

——

CONFÉRENCE

FAITE

sous le patronage de la Société des Amis de l'Université de Dijon

PAR

M. LE DOCTEUR GAULT

PROFESSEUR SUPPLÉANT D'ANATOMIE A L'ÉCOLE DE MÉDECINE
MÉDECIN-MAJOR DE 2e CLASSE DE L'ARMÉE (HORS CADRE)

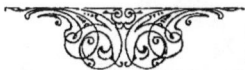

DIJON
IMPRIMERIE DU COMMERCE ET DE L'INDUSTRIE, J. BERTHOUD
15, Rue Bossuet, 15
——
1906

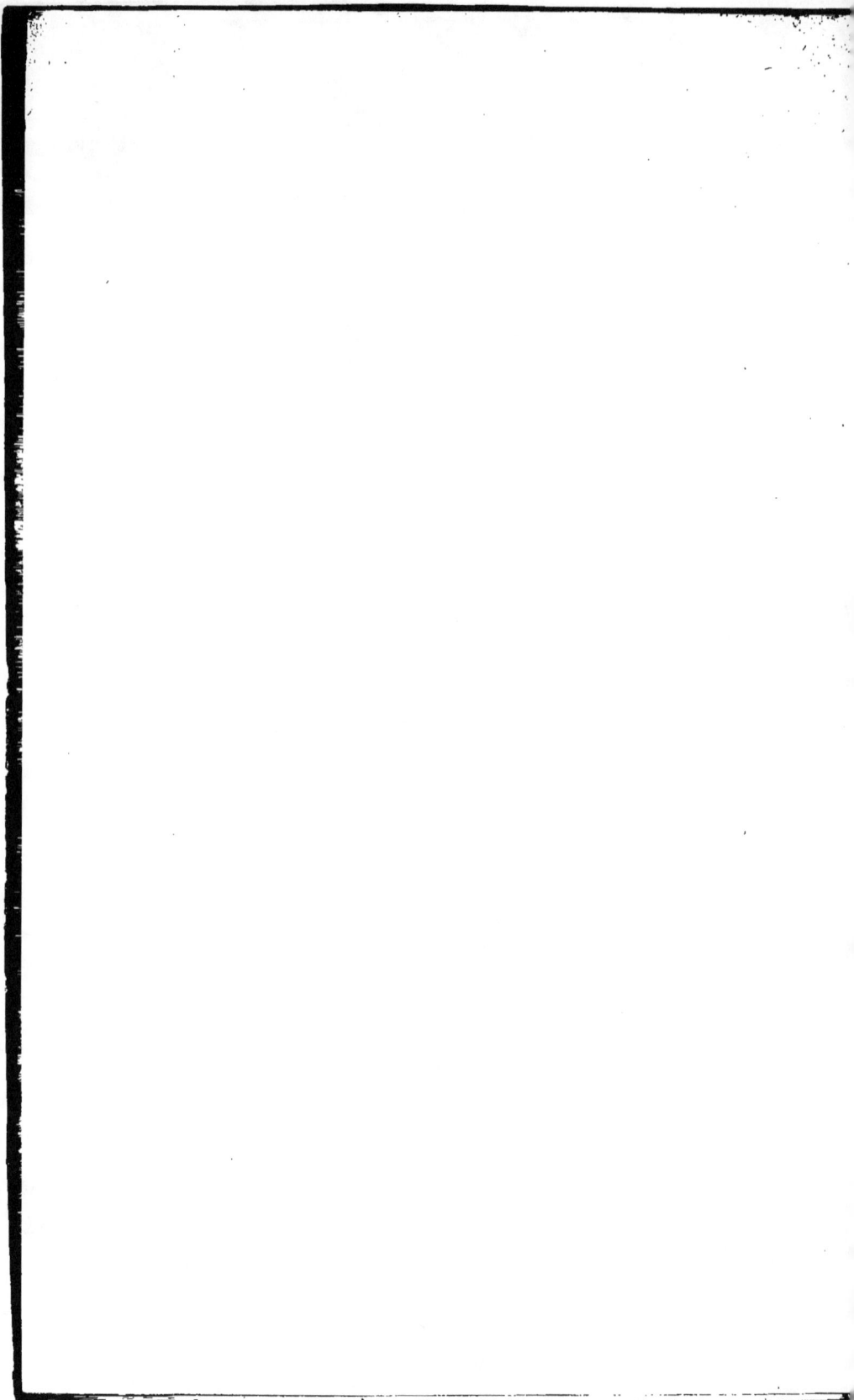

DES PRINCIPES

DE

L'HYGIÈNE INDIVIDUELLE

CONFÉRENCE

FAITE

sous le patronage de la Société des Amis de l'Université de Dijon

PAR

M. LE DOCTEUR GAULT

PROFESSEUR SUPPLÉANT D'ANATOMIE A L'ÉCOLE DE MÉDECINE

MÉDECIN-MAJOR DE 2ᵉ CLASSE DE L'ARMÉE (HORS CADRE)

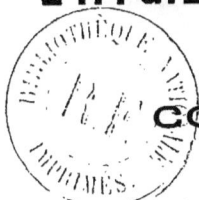

Malgré les livres de vulgarisation, malgré l'enseignement dans les écoles, les principes de l'hygiène ne sont point encore répandus suffisamment dans le public. Comme la santé constitue en somme un élément essentiel de bonheur et que la médecine deviendrait à peu près inutile si chaque homme se pliait aux règles de l'hygiène, il est de la plus haute importance qu'à ce point de vue chacun sache tout d'abord ce qu'il doit faire et ce qu'il doit éviter, et qu'ensuite sa volonté soit suffisamment maîtresse pour commander et faire suivre des préceptes reconnus de toute utilité. Les religions ont tellement bien compris l'importance de ces préceptes, qu'il n'en est pas une dont on ne pourrait en quelque sorte extraire un véritable traité d'hygiène. De nombreux versets de la bible sont relatifs aux aliments, à des mesures de préservation, etc... Les ablutions multiples avant la prière, l'interdiction de certaines viandes etc..., toutes mesures prescrites

par Mahomet dans le Coran seraient tout à fait à leur place
dans les traités d'hygiène les plus modernes.

Le milieu dans lequel nous vivons, l'air que nous respi-
rons, l'eau, les aliments dont nous usons, tels sont les sujets
dont s'occupe l'hygiène générale que l'on définit habituellement : l'art de conserver et d'améliorer la santé.

A côté de ces différentes causes d'ordre général qui peuvent agir fâcheusement sur la santé, il en est d'autres d'ordre
individuel et qui dépendent de l'hérédité du sujet, des maladies infectieuses ou intoxications auxquelles il a été soumis,
enfin de la force de volonté grande ou petite qu'il doit à l'éducation de son système nerveux. Corriger une hérédité défectueuse, éviter les maladies infectieuses ou les intoxications,
fortifier sa volonté, tels sont les trois grands principes de
l'hygiène individuelle. Disons encore, sous une autre forme :
l'homme qui aurait une bonne hérédité, qui éviterait les
infections et les intoxications, et qui par l'éducation aurait
une volonté maîtresse, lui permettant de suivre les règles
d'une hygiène appropriée, cet homme ne mourrait que de
vieillesse ou d'accident. Mais, si cette perfection n'est jamais
atteinte, il est possible de s'en rapprocher beaucoup.

.·.

L'un des meilleurs facteurs de la santé est, avons-nous dit,
une bonne hérédité. A vrai dire, cet élément ne dépend point
de notre volonté personnelle. Il est cependant modifiable par
le genre de vie, dans des limites restreintes, il est vrai.
Aujourd'hui, malgré les progrès de la médecine, l'hérédité
est plutôt moins bonne qu'autrefois, ce qui s'explique facilement si l'on songe que dans les siècles précédents, alors que
la vie était plus rude, la thérapeutique moins puissante, les
débiles disparaissaient tôt et ne procréaient pas ; d'autre
part, on vivait beaucoup plus à la campagne et la vie inten-
sive de nos jours n'existait pas, les systèmes nerveux étaient
moins usés, les constitutions meilleures. Si nous pouvons
peu pour notre hérédité personnelle, du moins sa connaissance est-elle chose nécessaire, nous permettant de com-

prendre l'utilité d'un genre de vie en rapport avec les tares que peut présenter cette hérédité.

De ses parents, on hérite rarement des maladies congénitales ou vices de conformation dûs à des accidents de la grossesse ou de l'accouchement, à la syphilis, on hérite en général d'un tempérament déterminé, parfois d'une diathèse. Qu'est-ce qu'un tempérament? C'est la prédominance d'un des systèmes de l'organisme, par exemple du système des vaisseaux sanguins, des vaisseaux lymphatiques, du système nerveux. Selon que tel ou tel de ces systèmes prédominera, nous aurons un individu sanguin, lymphatique, nerveux. Quant aux diathèses, ce sont des tempéraments morbides. On en distingue deux principales, le lymphatisme avec son *summum* la scrofule, et l'arthritisme. Les glandes, les conjonctivités, les humeurs froides sont le fait de la première de ces diathèses. Les affections dites par ralentissement de la nutrition, goutte, gravelle, hémorroïdes, coliques hépatiques, affections dartreuses, affections articulaires, sont le fait de l'arthritisme. Mais les diathèses ne rentrent dans l'hygiène qu'en ce sens qu'elles font en quelque sorte partie de l'organisme et que beaucoup d'individus étant plus ou moins entachés de l'une quelconque de ces diathèses, il y a, en dehors de l'hygiène générale s'appliquant à tout le monde, de nombreuses hygiènes individuelles qui varient selon les tempéraments et les diathèses.

Celles-ci, qui ne sont pas des maladies à proprement parler, mais des façons d'être de l'organisme, ont pour caractère, tout d'abord et heureusement, de n'atteindre que certains individus, de se manifester à des âges déterminés, le lymphatisme, surtout dans la jeunesse, l'arthritisme, surtout dans l'âge mur, d'être sinon curables, du moins modifiables, parfois enfin elles peuvent rester plus ou moins latentes. Et c'est ici que l'hygiène réclame ses droits, car les agents du monde extérieur étudiés en hygiène générale, l'air, la lumière, l'eau priment dans ces cas les médicaments internes. A trouble chronique, il faut médication chronique et cette dernière est surtout du ressort d'une hygiène bien comprise, aidée d'agents physiques divers, (douches, bains salés, massage, électricité) ou climatériques, (cure d'altitude, cure marine).

On modifie un tempérament, une diathèse, mais ne serait-il pas plus simple de les prévenir. Et combien la chose serait parfois facile. Il est étrange qu'aujourd'hui encore, malgré les progrès de l'hygiène, malgré la nécessité plus impérieuse que jamais d'avoir un organisme sain dans cette vie qui devient chaque jour plus compliquée, le souci de l'hérédité soit un des mobiles qui, dans les unions, passe après tant d'autres. Quant on songe aux sacrifices faits par l'éleveur pour obtenir des produits se rapprochant de la perfection quand il s'agit de la race chevaline ou même de l'amélioration d'une simple basse-cour, l'on est étonné de voir le roi des animaux rester en quelque sorte indifférent au sujet de sa propre descendance. Heureusement, l'instinct veille et jusqu'à un certain point sert souvent de contre-poids inconscient en ces circonstances. Tout individu, et ce fait a été bien mis en lumière par le philosophe Schopenhauer dans sa métaphysique de l'amour, est entraîné, s'il a le libre choix et que des considérations matérielles ou familiales n'interviennent pas, vers son complément au point de vue sexuel, vers celui qui, sauf exception, possède des qualités telles que le produit des facteurs tendra toujours à se rapprocher du type normal de l'espèce. Le dicton populaire que les enfants de l'amour sont beaux, est souvent l'expression de la vérité. Sans vouloir assujettir les futurs conjoints à un examen médical, nous sommes assurés que cet examen serait parfois beaucoup plus utile que celui de divers titres de rentes. Si l'on s'occupait un peu plus des tempéraments ou des antécédents morbides, l'on éviterait souvent que des terrains tuberculeux, nerveux, arthritiques se perpétuent, se renforcent au lieu d'arriver à une neutralisation.

Pour terminer par un conseil pratique ce petit chapitre de l'hérédité, nous dirions volontiers : avant de marier vos fils et vos filles, faites établir le bilan de leur santé, que les antécédents morbides soient bien reconnus, et qu'alors, avant tout choix d'un conjoint, on sache quelles conditions il doit réaliser. Dans tous les cas, non seulement l'hygiéniste, mais

l'homme de bon sens vous dirait : si vous êtes de consti-
tution faible et débile, cherchez une femme vigoureuse, for-
tement charpentée. Si vous êtes citadins de père en fils, ou
nerveux, que votre race se retrempe toutes les trois ou quatre
générations dans une souche paysanne à système nerveux
plus neuf. Jeunes filles affinées à sang bleu, ne croyez point
vous mésallier en prenant mari un peu rustaud, campa-
gnard peut-être, mais qui vous apportera pour vos enfants
un capital de vitalité que l'on trouve plus rarement dans les
villes et qui en vaut certes un autre.

Bien entendu, c'est à titre de simples indications, de directrices générales, que je donne ces quelques exemples, car
seul le médecin peut juger en connaissance de cause dans
chaque cas particulier.

*
* *

L'hérédité nous a donné un organisme plus ou moins par-
fait, plus ou moins défectueux. A peine placé dans le monde
extérieur, cet organisme est, avons-nous dit, en butte à de
nombreux ennemis constitués par des agents animés, les
microbes ; par des agents inertes, les poisons. Disons que
les premiers peuvent aussi agir à la façon des seconds, car
ils secrètent des principes spéciaux appelés toxines qui souvent doublent l'action produite par le microbe lui-même.

Nous ne passerons pas en revue tous les microbes ou poisons capables d'influencer notre organisme. C'est ici qu'on
pourrait répéter le mot fameux : « Ils sont trop » ; mais, de
même qu'à la guerre il est de toute nécessité d'être renseigné
sur les forces ennemies, de même pour l'homme qui tient à
sa santé il est utile de connaître les principaux agents
capables de nuire.

Pour mettre un peu d'ordre dans ce sujet, étudions les
infections les plus importantes qui peuvent atteindre l'homme
aux différents âges.

Dans la première enfance, le colibacille se développant
dans le tube digestif détermine les graves accidents de la
gastro-entérite des nourrissons, favorisé dans cette tâche par

une alimentation artificielle mal surveillée. A cet âge également, le bacille de la tuberculose ou bacille de Koch, vivant souvent dans le lait non bouilli, traverse l'intestin encore fragile et se fixe dans les ganglions mésentériques où il peut rester à l'état latent. Dans la deuxième enfance, outre les microbes précédents, l'organisme a tendance à être envahi par les microbes non connus encore des fièvres éruptives, rougeole, scarlatine, par le bacille de la diphtérie, par celui de la grippe.

L'adolescence est sujette aux mêmes infections, mais à cet âge, la tuberculose devient plus fréquente ; le rhumatisme articulaire aigu, maladie certainement microbienne, bien que l'agent n'en soit pas encore connu, fait son apparition.

A la puberté et dans les premiers temps de l'âge adulte, nous avons toutes les maladies de la deuxième enfance et de l'adolescence, qui se signalent par des atteintes plus espacées, sauf cependant dans les collectivités, telles que écoles, régiments, etc. En outre, la pneumonie due au bacille de Talamon Frankel, assez rare jusqu'alors, augmente de fréquence. Il en est de même pour la fièvre typhoïde due à la localisation du bacille d'Eberth sur la terminaison de l'intestin grêle. La mortalité de la vingtième année reflète les infections de cette période. C'est à ces trois maladies, fièvre typhoïde, pneumonie, tuberculose, que sont dûs la plupart des décès dans l'armée.

A cet âge aussi apparaissent les infections dues au système génito-urinaire. La syphilis due au spirochaete de Schaudinn devient fréquente. De même la blennorrhagie due au gonocoque de Neisser. Ces différentes infections se rencontrent pendant tout l'âge adulte, mais sont en décroissance au fur et à mesure qu'on s'éloigne de la vingtième année. Seule, la tuberculose conserve une mortalité élevée, par suite de l'usure organique d'une part, de l'alcoolisme si fréquent d'autre part, double cause qui contribue à affaiblir le terrain.

L'âge mûr, vers 45, 50 ans, présente les affections cancéreuses, dont la nature, encore indéterminée, se réclame presque sûrement d'une origine parasitaire. Les autres infections générales deviennent de plus en plus rares, sauf sur terrain débilité.

Si maintenant, après cette rapide étude, nous essayons de classer ces différentes infections d'après la porte d'entrée de l'agent pathogène, nous pouvons les répartir en trois groupes :

1o Maladies éruptives ou infectieuses à porte d'entrée probable au niveau des voies respiratoires : rougeole, scarlatine, grippe, diphtérie, tuberculose de l'adulte.

2o Maladies dont la porte d'entrée est au niveau du tube digestif : colibacillose, tuberculose de la première enfance, fièvre typhoïde.

3o Maladies inoculables dont la porte d'entrée est autre que les voies respiratoires ou l'intestin : syphilis, blennorrhagie, etc.

Est-il possible de se prémunir contre ces différentes maladies infectieuses ? Jusqu'à un certain point. Pour celles du premier groupe, à porte d'entrée par les voies respiratoires, on préserve les sujets indemnes par l'isolement des malades, la désinfection des locaux, des habits, de la literie des contaminés.

Les maladies du deuxième groupe réclament, au point de vue de la prophylaxie : la colibacillose, une surveillance de l'alimentation ; la tuberculose, le bouillissage habituel du lait consommé ; la fièvre typhoïde, une eau non contaminée ou du moins filtrée.

Les maladies du troisième groupe ou maladies inoculables réclament, de la part de la société, une réglementation effective et surveillée tendant surtout à l'isolement des sujets vecteurs du contage jusqu'à disparition des accidents transmissibles. De la part de l'individu, il n'est d'autres précautions réellement sûres que l'abstention, surtout à l'égard des prêtresses de Vénus non surveillées.

En théorie, toutes ces mesures, isolement, désinfection, etc., paraissent idéales ; dans la pratique, il n'en est pas toujours de même, surtout quand il s'agit de l'hygiène des groupes, et, à cet égard, malgré des visites journalières, malgré l'isolement des suspects, le problème est extrêmement complexe, surtout pour certaines de ces maladies telles que la rougeole et les oreillons qui passent des individus malades aux individus sains avant même que le diagnostic de l'affection puisse être établi chez les premiers. Les mesures de désinfection sont réellement beaucoup plus efficaces pour la diphtérie et la scarlatine.

L'application de ces différentes mesures ne doit pas faire négliger la mise en œuvre de celles qui consistent à augmenter la résistance du terrain. En temps d'épidémie, l'alimentation devra être abondante et choisie. Le surmenage physique ou intellectuel évité. L'usage modéré des boissons excitantes, café, thé, est à recommander.

.·.

En fait d'intoxications ou d'empoisonnements chroniques, il en est de deux sortes, les intoxications professionnelles, plomb, phosphore, etc. ; je n'ai pas à traiter ici de ce sujet spécial, et les intoxications non professionnelles réalisées surtout par l'alcool et plus rarement par le tabac, le café, la morphine, la cocaïne. Sauf abus, l'action du tabac est rarement très dangereuse. Il produit des effets locaux, irritation des premières voies respiratoires, laryngites, etc., et des effets généraux, soit sur le cerveau, diminution de la mémoire, de l'activité psychique avec tendance à la rêverie, soit sur l'estomac, contribuant ainsi à la genèse des dyspepsies, soit sur le cœur, produisant alors des palpitations et des symptômes plus ou moins accentués d'angine de poitrine. C'est seulement si ces différents accidents sont prononcés qu'il faut suspendre ou diminuer l'usage du tabac.

Il n'en est pas de l'alcool comme du tabac. Tout le monde sait aujourd'hui l'influence désastreuse sur l'individu, la famille, la société, de cette peste du monde moderne. Souvent on pose cette question : « Mais enfin, docteur, quand est-on alcoolique, quelle est la dose journalière à ne pas dépasser ? » L'individu qui, par jour, ingère un demi-litre de vin à chaque repas, qui prend, en outre, dans la journée, un ou deux petits verres d'eau-de-vie, un apéritif, parfois un ou deux bocks, cet individu est déjà légèrement alcoolique. La dose à ne pas dépasser est variable selon les tempéraments, le genre de travail, le genre de boisson. Tel ouvrier travaillant au grand air avec ses muscles pourra prendre sans inconvénient une quantité double de celle du travailleur de cabinet ne faisant fonctionner que son cerveau. A cet égard, l'on peut fixer comme quantité qu'il est préférable de ne pas dépasser un quart de litre de vin par repas chez le sédentaire, l'homme de cabinet, un demi-litre par repas chez l'homme travaillant au grand air.

Nous ne nous étendrons pas plus longuement sur le chapitre de l'alcool. Tout le monde sait que, dans ce genre de boissons, il faut distinguer deux sortes de poisons, l'alcool d'une part, puis les diverses essences qui existent surtout dans les vermouths, amers, etc. Ces poisons agissent d'abord sur le système nerveux, puis sur les voies digestives, particulièrement sur l'estomac et le foie, enfin sur le rein. Ces organes réagissent d'une façon variable selon les individus, et parfois l'alcoolisme peut rester assez longtemps latent.

.·.

Nous venons de dénombrer, de reconnaître nos plus grands ennemis. Nous avons vu la nécessité d'avoir un organisme aussi résistant que possible pour lutter contre les agents nuisibles. Mais un dernier facteur nous reste à étudier qui joue un très grand rôle dans l'hygiène individuelle, c'est l'éducation. Beaucoup connaissent ce qu'ils doivent faire, mais peu suivent absolument la règle de vie qu'ils jugent utile, et cela par suite d'une volonté insuffisante. Le vieil adage : « *Video meliora proboque, deteriora sequor* » est surtout vrai en hygiène. Je ne dis pas que l'ouvrier, le paysan, connaisse toutes les règles de cette science. Pas encore, mais avec les moyens de diffusion dont on dispose aujourd'hui, le journal, la conférence, l'avis imprimé, on arrive à faire pénétrer dans tous les milieux des idées qui, il y a une trentaine d'années, étaient ignorées du plus grand nombre. Quel est l'adulte de vingt ans qui ne sait les méfaits de l'alcool. Les affiches, le régiment, l'école, l'ont fixé à cet égard. Par contre, combien encore, dans certaines maisons, laisse-t-on de fois la tuberculose se développer par contagion et, alors qu'un membre d'une famille en est frappé, laisse-t-on la femme, les enfants en proie à cette contagion. Mais cette absence relative de notions va diminuant, grâce aux efforts des nombreuses personnes, médecins ou philantropes, qui s'efforcent, sinon de guérir, du moins de préserver l'entourage par les mesures prophylactiques de circonstance.

Nous voyons qu'en somme, au point de vue de l'hygiène, on pèche tantôt, mais rarement, par ignorance, tantôt et le plus souvent, par manque de volonté, en sorte que l'éducation moderne devrait s'efforcer de développer avant tout cette faculté.

Les philosophes de l'antiquité, les religions se sont occupés, par des moyens efficaces et divers, de développer chez l'homme ce pouvoir sur lui-même. Pour bien comprendre les bases réelles de l'éducation, les moyens de développer la volonté, il nous faut faire une courte incursion dans le domaine de la physiologie.

Supposons une impression douloureuse, une piqûre d'épingle au niveau du pouce droit. La sensation perçue ira, par le nerf correspondant jusqu'au cerveau, dans une portion, centre des phénomènes intellectuels, appelée écorce. Là, les fibres des nerfs se divisent chacune en une touffe de fibrilles plus petites diversement irradiées. Ces irradiations laissent échapper l'énergie nerveuse qui se répand alors dans les éléments voisins dits « neurones de l'écorce ». Un neurone est une cellule nerveuse munie essentiellement de deux prolongements, qui, à leur extrémité libre, se résolvent chacun en un bouquet de fibrilles. L'énergie nerveuse, puisée par l'une des touffes à un neurone voisin, va toujours dans le même sens vers la touffe opposée du même neurone, en passant par la cellule où souvent elle se modifie ou s'emmagasine pour reparaître ultérieurement à la conscience. Les neurones de l'écorce sont divisés en neurones de projection, ce sont ceux qui, ayant un de leurs prolongements très long,

vont ainsi en dehors de l'écorce, ils relient le cerveau au cer-
velet, à la moelle, aux muscles de la périphérie du corps, aux
organes des sens, et neurones d'association dont les prolongements plus petits restent dans l'écorce. Les premiers président à la conduction des *sensations* et des inci-
tations musculaires. Les seconds sont les centres des fonctions
intellectuelles.

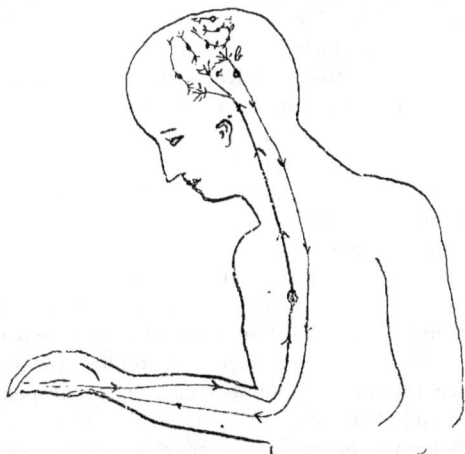

Dans le *schéma* ci-joint, la sensation arrivée en *a*, se
répand par diffusion dans les neurones d'association voisins.
Là, cette sensation se révèle à la conscience, est analysée,
réfléchie, comparée. Toutes ces opérations exigent la parti-
cipation d'un nombre plus ou moins grand de neurones dont
l'action consistera soit à arrêter le mouvement qui avait tendance à s'extérioriser, soit à le renforcer, soit à le modifier.
Ils peuvent jouer, on le voit, un double rôle : celui de centres
excitateurs, ou celui de centres frénateurs ou d'arrêt. Selon
que la sensation venue par *a* se réfléchira de suite sur un
neurone de projection, *b*, ou se diffusera d'abord dans les
neurones d'association, on aura dans le premier cas un
mouvement spontané, celui de l'enfant, du sauvage, de la

brute, de l'impulsif, qui réagit de suite. Dans le deuxième cas, le mouvement de l'homme réfléchi qui analyse et compare.

Comment s'opère le passage de l'énergie entre neurones voisins. Par diffusion entre les fibrilles du prolongement cellulifuge d'un neurone et le prolongement cellulipète des nombreux neurones environnants, d'où diffusion de proche en proche et dans tous les sens. Mais, par l'éducation, par la répétition d'un même mouvement, la conduction nerveuse a tendance à se faire dans une direction plutôt que dans une autre, certains neurones souvent mis en jeu s'hypertrophiant ainsi que leur fibrilles, d'autre part, la conductibité varie énormément d'un individu à un autre et selon les influences diverses qui réagissent sur l'organisme. La conductibilité est très grande chez les nerveux. La réplétion des vaisseaux sanguins, le tabac, le café, l'alcool à doses modérées augmentent cette conductibilité, facilitent l'articulation des neurones. C'est un fait prouvé par de nombreuses expériences que ces articulations entre neurones voisins ne sont pas fixes et que, par exemple, dans le sommeil, sommeil naturel, sommeil hypnotique, les touffes de fibrilles se séparent, se désarticulent en quelque sorte des touffes voisines sous l'influence des poisons produits dans l'organisme pendant la veille ou sous l'influence de la suggestion. L'on voit maintenant la grande importance de ces données, non seulement au point de vue de l'éducation, mais aussi au point de vue de l'hygiène du système nerveux.

L'éducation consiste à donner à l'organisme un ensemble de bonnes habitudes, à faciliter la conduction dans le sens le plus favorable, à exalter les centres frénateurs ou d'inhibition. Les besoins nutritifs ou sexuels, les passions ces maladies de l'âme, doivent être maintenus en de justes limites par le développement des centres d'association, par la suppression des causes qui favorisent l'automatisme cérébral, alcool, surmenage, excitations malsaines, etc.

En somme, l'éducation doit s'efforcer d'assurer le bon fonctionnement du système nerveux, qui se traduit par une volonté maîtresse capable alors d'appliquer aux autres systèmes de l'organisme les règles enseignées par l'hygiène.

*
* *

L'hygiène individuelle, maintenant que ses grandes directrices nous sont connues, pourrait être condensée en quelques aphorismes pratiques, à la façon de ceux de la célèbre école de Salerne. Il nous paraît plus logique de prendre successivement chaque système du corps, c'est-à-dire chaque groupe des organes se rapportant à une même fonction et d'étudier succintement les ménagements, les soins qu'ils réclament. A l'entrée du tube digestif se trouvent les dents, qui, chez l'homme civilisé, sont si souvent lésées. Les animaux, les sauvages ont généralement une dentition bien supérieure à la nôtre. Il est vrai qu'elle est soumise à beaucoup moins de réactifs ou condiments divers, et que la carie s'accroît parallèlement aux délicatesses de la fonction du goût. Le brossage des dents après chaque repas, brossage mécanique soit à l'eau pure, soit avec un peu de poudre de charbon végétal, qui ne raye pas, devrait être opération régulière de toilette. Les parcelles alimentaires restées entre dents voisines pendant la nuit, alors que la diminution de la salive et des mouvements des mâchoires permet la stagnation et la fermentation consécutive, sont une des principales causes de la carie. Autre précepte : le passage dans le cabinet du dentiste, tous les six mois au moins, devrait être une visite obligatoire, véritable visite de digestion qui permettrait de sauver bien des dents et par suite bien des estomacs. De nos jours, ce dernier organe reçoit une alimentation beaucoup trop riche en viande. Certains veulent y voir la cause originelle de l'augmentation du cancer. Quelque hasardeuse et peu prouvée que soit cette théorie, il n'en est pas moins vrai que notre alimentation, qui doit être mixte, gagnerait beaucoup à laisser prédominer la partie végétale ; des repas réguliers composés de trois plats sont en général largement suffisants pour soutenir l'organisme. A cet égard et dans la classe moyenne, on pèche plutôt par excès que par défaut.

L'exonération des résidus de la digestion est en général laissé à l'arbitraire. Et cependant ici la régularité est de rigueur, et quoi de plus facile que de l'obtenir, surtout peu après le réveil du matin, par cinq minutes de bonne volonté quotidienne. C'est ici le triomphe de l'habitude qu'on devra peut-être aider les premiers jours par une cuillerée à café d'huile de ricin le soir, régulateur anodin et peu trompeur chez le sujet normal.

La circulation est influencée d'une façon défavorable par le surmenage physique, qui produit les palpitations et à la longue l'hypertrophie du cœur, ou bien encore le cœur forcé. C'est une chose qu'il faut savoir par ces temps de sport à outrance ou les jeunes gens engagés dans des matchs divers ont souvent une volonté plus puissante que leur cœur, qui, dans bien des cas, les empêche de mesurer l'effort à la résistance vitale. Le tabac sera supprimé ou tout au moins diminué, s'il produit des palpitations ou des symptômes légers d'angine de poitrine. Enfin, les émotions, les veilles, les préoccupations retentissent sur le cœur par l'influence du système nerveux. Bien que le muscle cardiaque ne se repose jamais, sept à huit heures de rythme bien égal dans le silence des nuits sont nécessaires à son bon fonctionnement.

La peau a son hygiène spéciale. Les ablutions sont de règle quotidiennement au moins une fois. Cette pensée fait sou_rire, mais hors le visage ou les mains que de régions restées hydrophobes. La toilette de tous les jours est réalisée d'une façon idéale par la méthode du tub, c'est-à-dire l'ablution journalière et totale. Et cependant nous ne conseillerions pas à tous ce baptême matinal. Tout d'abord il exige, en général, un local chauffé l'hiver. Il convient peu aux rhumatisants. Malgré les appareils de voyage, bien souvent on est forcé d'y renoncer pendant un temps plus ou moins long. Mais, si le tub ne peut être érigé en méthode générale, que du moins les ablutions soient les plus abondantes possibles. Le visage se trouve en général mieux de l'eau fraîche, sauf pour les cas où à la suite d'un travail manuel ou d'un exercice, les poussières sont trop abondantes. L'eau tiède lave mieux, mais relâche encore le tissu d'une peau fine. Les pommades ou corps gras assouplissent, mais sont à déconseiller, du moins pour l'usage courant. Le savon doit être employé très rarement pour le visage, car souvent il irrite la peau, quelle que soit la qualité du produit employé.

Le lavage des mains à l'eau de savon est de règle aussi souvent qu'il est nécessaire. Les ongles doivent être court taillés. Laissons au Chinois lettré sa griffe auriculaire. La toilette des ongles se fera de préférence après le nettoyage des mains, car à ce moment l'épiderme corné légèrement ramolli permet l'action plus facile de la lime qui enlèvera non seulement les poussières, mais aussi la couche cornée qui se développe à la lunule, c'est-à-dire au niveau de la sertissure de l'ongle.

Les pieds se dissimulent, on n'en parle guère, mais qu'un maladroit empiète malencontreusement sur votre base de sustentation et votre cri révélera un organe qui souffre. Et pourquoi? Parce qu'ici la mode et le bottier règnent en maîtres. Seul, le carme déchaussé se rit de son brodequin. Sans vous initier aux douceurs de la chaussure rationnelle, je puis vous affirmer que le soldat pas plus que la petite maîtresse n'est à l'abri d'un cuir tyrannique. La chaussure étroite donne le cor ; la chaussure large, carrée du bout, en gros cuir ne met pas à l'abri des durillons et des plaies. Si, de par l'étroitesse de la chaussure, nous ne pouvons éviter le cor, composons du moins avec cet ennemi. Une coupe adroite après bain de pied ou, méthode plus radicale, une énucléation faite avec la pointe d'une lime à ongles avant le bain et alors que le corps du délit est encore dur, sont des méthodes qui soutiennent avantageusement la comparaison avec les divers corricides employés, généralement à base d'acide salicylique. L'œil de perdrix, sorte de verrue entre les orteils, sera traité de même façon. Le durillon exigera, après ramollissement préalable par un long séjour du pied dans l'eau chaude, un clivage au coupe-cor suivi d'applications de collodion salicylé. Enfin l'exagération de la sécrétion des glandes sudoripares, infirmité fâcheuse, disparaîtra pour trois semaines environ par deux ou trois applications de formol au tiers ou d'une poudre génératrice d'aldéhyde de formique. De macéré, l'épiderme deviendra dur.

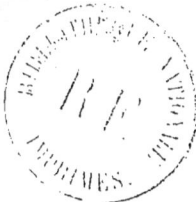

Les cheveux sont des productions de la peau. Chez l'homme, la coupe mensuelle au moins, le peigne fin précédé ou non de l'application d'un corps gras qui permet ensuite l'ablation plus facile des pellicules épidermiques mélangées à la sécrétion sébacée, tels sont les soins à mettre en œuvre. User rarement d'applications d'alcool ou de frictions médicamenteuses, sauf dans des cas spéciaux.

Les organes des sens réclament quelques soins particuliers. La sécrétion abondante de cérumen obstrue parfois le conduit auditif. La curette en os, maniée délicatement, est l'instrument de choix pour soi-même. Mais, si c'est chez un enfant qu'on pratique cette petite manœuvre l'on n'est plus guidé par la sensation éprouvée, mieux vaut alors employer un petit tampon monté d'ouate hydrophile. Souvent chez les enfants, l'acuité auditive d'une ou des deux oreilles est très abaissée sans que les parents s'en doutent. L'enfant entend bien la voix parler, mais si on approche la montre de son oreille, il ne l'entend plus qu'à cinquante, qu'à trente centimètres, alors que la montre doit s'entendre normalement à à quatre mètres. Ceci survient surtout chez les enfants qui ont des maux de gorge répétés, et, non soignée, cette diminution de l'ouïe ira s'accentuant. Les personnes dont l'oreille a coulé doivent éviter l'entrée de l'eau dans le conduit auditif, soit pendant la toilette, soit aux bains, car comme très souvent persiste une petite perforation du tympan, l'entrée de l'eau dans l'oreille moyenne peut rappeler l'écoulement.

L'hygiène de la vue exige que pour lire ou pour écrire l'on observe la distance normale de 0,33 à 0,35 centimètres. Peu après la cinquantaine survient la presbytie due à la diminution du pouvoir accommodatif de l'œil. C'est une erreur de croire que plus on retardera le port de verres appropriés, plus l'acuité visuelle se maintiendra élevée. D'une façon générale, toute fatigue de l'œil survenant après dix à quinze minutes de lecture, est l'expression de l'insuffisance des divers milieux transparents traversés par le rayon visuel avant son arrivée à la rétine.

Gardons intact notre odorat. Evitons deux mauvaises habitudes. Le tabac à priser, par ses qualités sternutatoires, paraît parfois dégager le nez, mais il irrite la muqueuse nasale et par un cercle vicieux paraît nécessaire alors qu'il entretient simplement un catarrhe chronique qu'il est censé améliorer momentanément. D'ailleurs son usage tend heureusement à disparaître. Certaines personnes, en faisant leur toilette, hument de l'eau, habitude très défectueuse. Cette eau altère la muqueuse du nez constamment lubréfiée par un mucus approprié, de composition spéciale, analogue au sérum du sang.

Le système musculaire, surtout s'il est habituellement inactif, donne facilement lieu à des sensations douloureuses. C'est ce qui constitue le rhumatisme musculaire, affection si fréquente et si difficile à traiter. Toute la gamme des analgésiques réussit dans ces cas, mais pour quelques heures seulement. Les moyens physiques sont préférables, tant pour calmer que pour prévenir. Les individus arthritiques ou sédentaires prennent des douleurs surtout en se tenant au repos dans un courant d'air ou près d'un mur humide ou aussi en étant longtemps assis. Les frictions sèches au gant de crin, aussitôt la toilette terminée, faites pendant cinq minutes, surtout sur les régions sensibles au froid, constituent un bon moyen préventif. D'autant plus qu'à cet égard, le rhumatisant, excellent hygromètre, peut rivaliser pour la prédiction du temps avec le capucin automate scientifique dont la sortie ou la rentrée annonce le temps sec ou humide.

Tous les jours, par la marche, nous exerçons nos membres inférieurs. La main seule, dans les membres supérieurs, se livre au travail. Quant aux muscles de l'épaule et des bras, ils sont à peu près inactifs chez le citadin bourgeois. Cette inégalité flagrante devrait être combattue par des mouvements volontaires à défaut de mouvements professionnels. Les haltères ou le sandow, si on ne redoute pas la monotonie, l'escrime ou le canotage, quand on le peut, constituent des exercices utiles localement pour certains groupes de muscles, utiles aussi pour la santé générale, car ils font faire de la gymnastique respiratoire et accroissent momentanément les oxydations, brûlant ainsi plus complètement les déchets de l'organisme.

*

Nous en avons fini avec les principes de l'hygiène individuelle considérée au point de vue général et au point de vue de chaque système en particulier, dans les sociétés civilisées actuelles. Grâce aux progrès de l'hygiène générale, l'homme est protégé de plus en plus contre les maladies bactériennes. Il nous a été donné d'étudier les mêmes affections dans des sociétés à peine civilisées, particulièrement dans le milieu arabe. Là, l'hygiène, la prophylaxie n'existent pas. Aussi ces peuples sont-ils la proie de diverses infections qui, quand elles envahissent un douar, le déciment en quelques jours. Dans les sociétés civilisées, au contraire, que d'infections redoutables dans les temps anciens, ou aujourd'hui encore chez les peuples demi-civilisés, qui diminuent ou tendent à disparaître. La variole ne se signale plus que par de rares cas. La peste fait moins de victimes dans les quartiers plus propres des Européens d'Orient. La conjonctivité purulente des nouveau-nés est aujourd'hui d'une rareté extrême. Les statistiques de mortalité de la diphtérie sont très abaissées. En somme, des agents contre lesquels l'organisme humain est en quelque sorte passif au point de vue de la réceptivité, il n'en est qu'un seul qui résiste avec plein succès. C'est le bacille de la tuberculose. Et cependant, le traitement de cette maladie par les moyens hygiéniques a fait de très grands progrès. Par contre, par suite de l'abaissement du coefficient de résistance du terrain, cette infection fait en France à peu près toujours autant de victimes.

La tuberculose constitue, avec la syphilis et l'alcoolisme, l'une des trois grandes plaies modernes, plaies qui dépendent plus ou moins les unes des autres et dont l'influence morbide se poursuit à la foi sur l'individu et sur la race. Moïse, dans son imagination, n'aurait pu rêver plus universel fléau pour décider un Pharaon rétif.

Dans cette conférence, nous avons insisté un peu longuement peut-être sur le rôle de la volonté. C'est que c'est en fortifiant cette faculté par tous les moyens possibles et dès l'enfance qu'on fera de la bonne hygiène, qu'on restreindra, à défaut de suppression, la syphilis et l'alcoolisme, ces tares pour la genèse desquelles une volonté chancelante joue un si grand rôle. Toutes deux et principalement l'alcoolisme sont grands facteurs de tuberculose. Surtout de la tuberculose de l'âge adulte.

On voit qu'en somme, étant donné d'une part les grands progrès réalisés par l'hygiène générale à tous égards, étant donné par comparaison les très faibles résultats obtenus dans la lutte contre la tuberculose, la syphilis, l'alcoolisme, on voit, dis-je, que pour triompher dans cette lutte il faut compter bien plus sur l'éducation de l'individu que sur la collectivité et que c'est seulement le jour où chacun sera bien convaincu de la nécessité de compléter les notions d'hygiène apprises, par le développement d'une volonté forte, que la santé, cet élément essentiel du bonheur, ne sera plus qu'exceptionnellement troublée.

L'homme, d'après les données de la physiologie, devrait vivre environ un siècle. Le célèbre Buffon, au xviiie siècle, disait déjà que la durée de la vie devait être égale à sept ou huit fois environ celle de la période d'accroissement de l'individu. Il est certain que cette règle se vérifie pour beaucoup d'espèces animales.

Louis Cornaro, né à Venise en 1467, est un frappant exemple de ce que peut la volonté appliquée à l'hygiène individuelle. Il s'était livré jusque vers la quarantaine à toutes sortes d'excès et avait contracté plusieurs graves maladies. Se sentant menacé d'une mort prochaine, il résolut de changer complètement de régime et vécut avec la plus grande sobriété, réduisant sa nourriture à douze onces d'aliments par jour. Il réussit, par ce genre de vie, non seulement à se guérir de tous ses maux, mais à prolonger sa vie jusqu'à cent ans et même au-delà, au dire de quelques-uns. Voulant faire profiter ses semblables de cette heureuse expérience, il composa à l'âge de quatre-vingts ans un traité sur les avantages de la sobriété. Il en fit d'ailleurs paraître plusieurs éditions, dont la dernière, à l'âge de quatre-vingt-douze ans, prouvait que la méthode préconisée réussissait au moins à son auteur. Cornaro déclare lui-même qu'il faillit mourir certaine fois, la seule d'ailleurs, qu'il augmenta son régime. Il avait accru son ordinaire de deux onces d'aliments. En mettant de côté la part d'auto-suggestion que révèle une telle minutie, il n'en est pas moins vrai que la vie de cet homme est un exemple instructif. Elle montre ce que peuvent un régime approprié à un tempérament et poursuivi avec persévérance. Et que l'on n'aille pas croire que ce Vénitien était un simple hypocondriaque hypnotisé sur les *ingesta* et les *excreta* de son tube digestif. A la vérité il pesait ses aliments, mais n'érigeait pas sa méthode en règle générale, déclarant simplement que tel régime était celui qui lui paraissait le mieux convenir à sa propre santé. Et que de dyspeptiques d'aujourd'hui savent souvent mieux que leur médecin que tel aliment leur convient, que tel autre leur est défavorable. L'empirisme, l'expérience personnelle, sont souvent à cet égard les meilleurs conseillers. S'occupant beaucoup de lui-même, Cornaro n'était pas un simple égoïste. Il trouvait que faire ce qui est nécessaire pour se bien porter est un devoir non seulement pour soi-même, mais aussi pour les autres. D'ailleurs, il s'occupa jusqu'à son dernier jour non seulement de sa fortune et de celle des siens, mais des intérêts de la république de Venise et à sa mort laissa la réputation d'un homme de bien. Cornaro n'est pas le seul exemple de ce genre. Fontenelle, mort centenaire, dut également sa longévité à une hygiène individuelle appropriée, suivie grâce à une énergique volonté. Nous ne saurions mieux terminer ces quelques pages qu'en répétant un des aphorismes préférés de ce sage vieillard : « L'homme ne meurt pas, il se tue. »

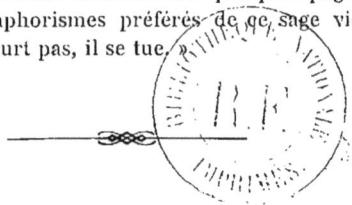

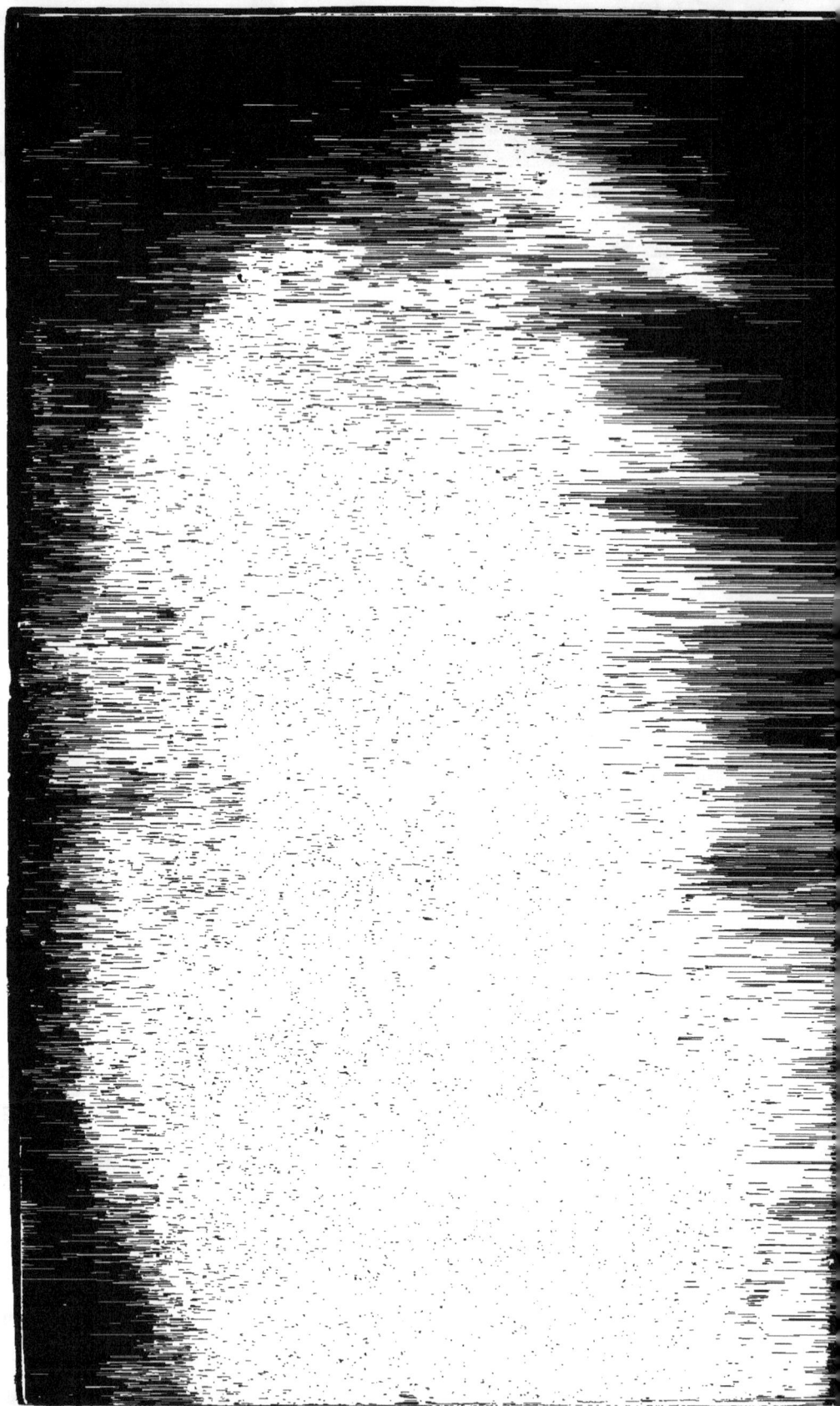

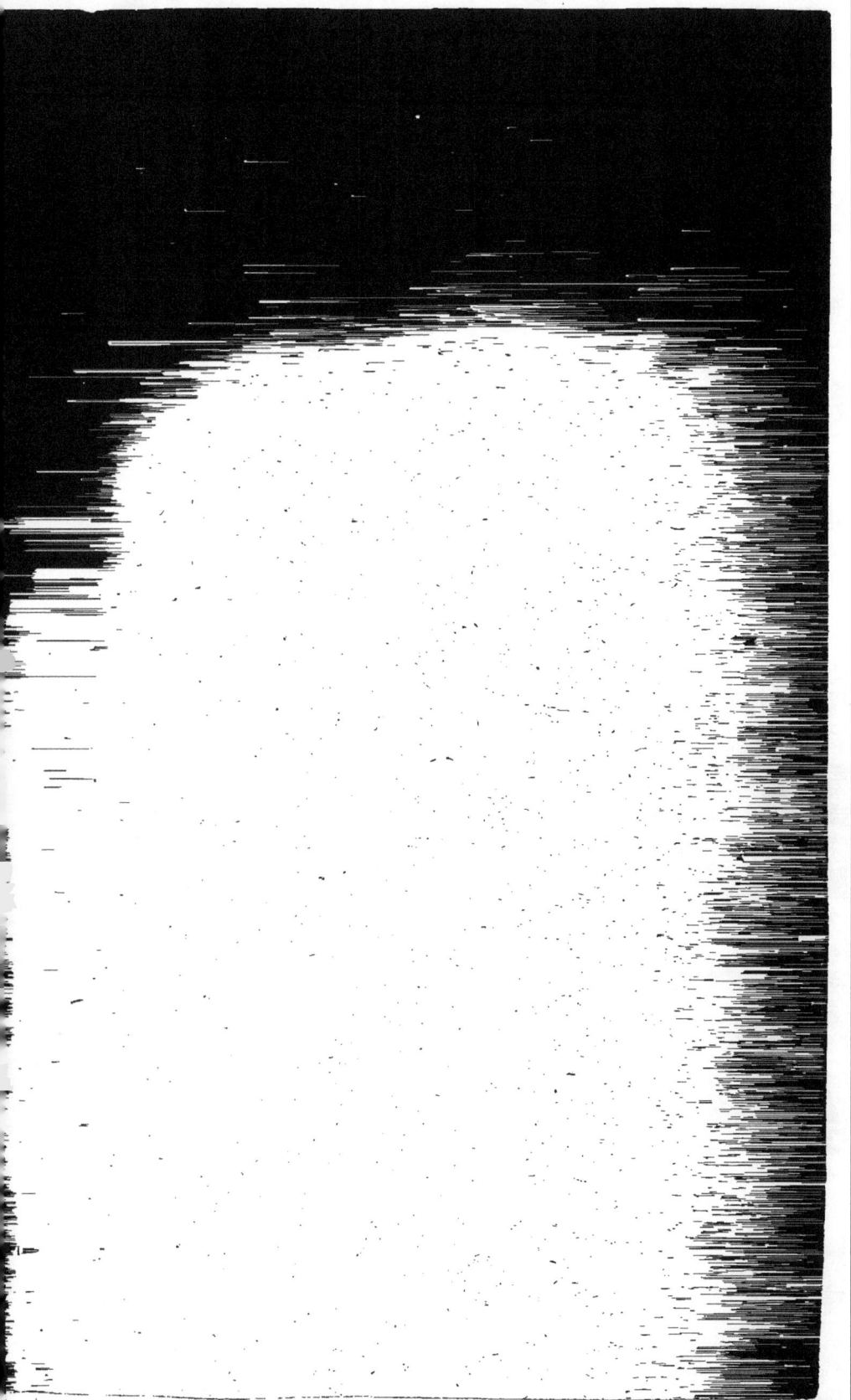